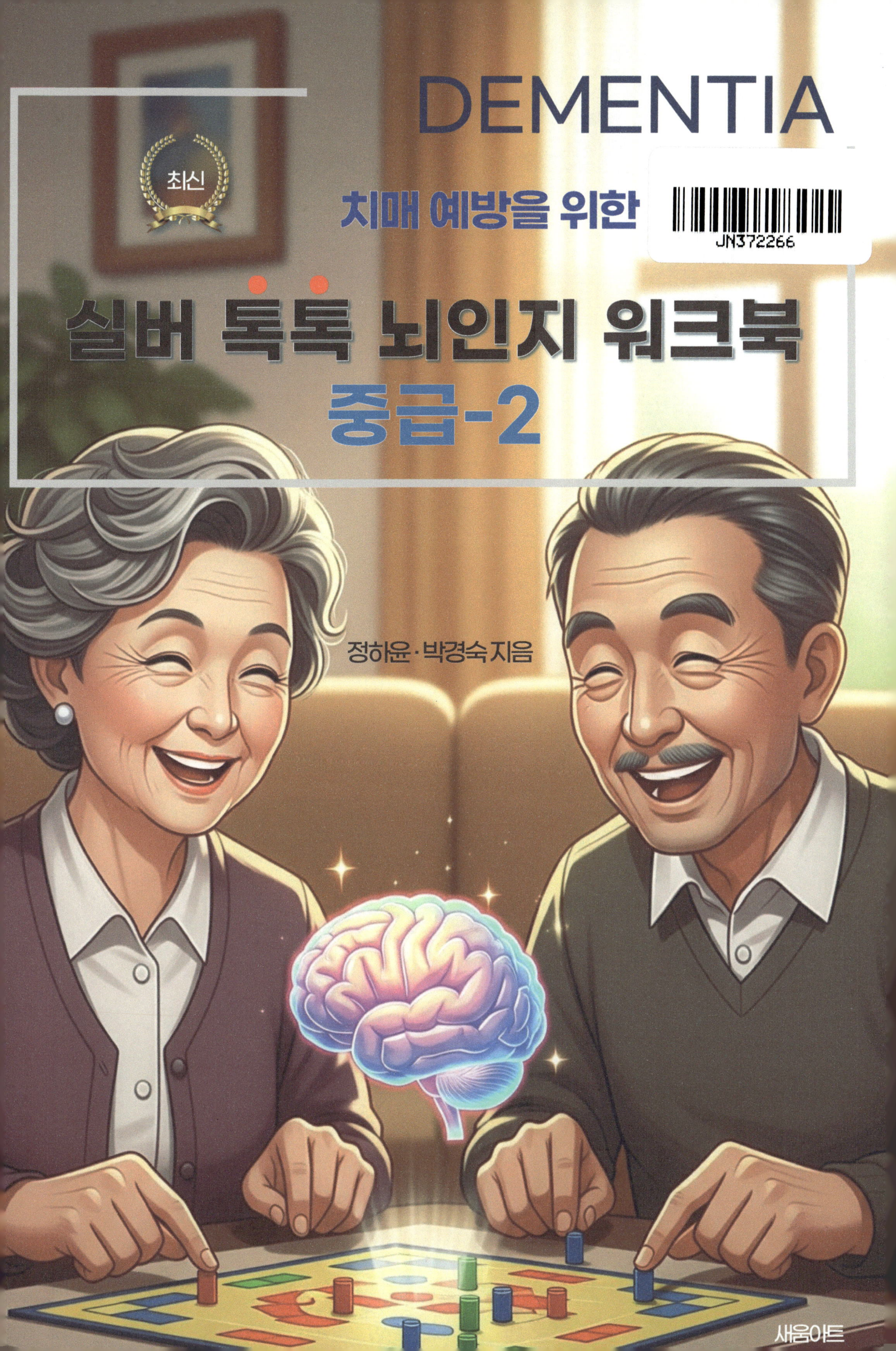

목 차

목차 · 2
워크북의 특징 · 3
인지 기능 · 4
치매예방 15계명 · 5
워크북의 사용방법 · 6

1. 판단력 · 8
2. 기억력 · 9
3. 시각력 · 10
4. 계산력 · 11
5. 시공간력 · 12
6. 시각력 · 13
7. 시공간력 · 14
8. 판단력 · 15
9. 색종이 접기 · 16
10. 색종이 · 17
11. 판단력 · 19
12. 기억력 · 20
13. 시공간력 · 21
14. 판단력 · 22
15. 시각력 · 23
16. 시공간력 · 24
17. 판단력 · 25
18. 칠교 맞추기 · 26
19. 칠교 오리기 · 27

워크북의 특징

1. 활동지는 두뇌훈련을 통하여 치매를 예방하고, 치매를 지연시키기 위하여 개발하였습니다.

2. 활동지는 두뇌의 인지능력을 높이기 위하여 지각력, 지남력, 집중력, 기억력, 판단력, 시공간력, 수리력 등 7개 영역으로 구성하였습니다.

3. 활동지는 학습자가 직접 작성하거나 활동하면서 각 영역의 능력을 높이도록 구성하였습니다.

4. 활동지는 초급, 중급, 고급으로 3단계별로 2권씩 총 6권으로 구성하였습니다.

5. 활동지는 각 권마다 1달 동안 제공할 수 있도록 구성하였습니다.

6. 활동지는 어르신들이 보기 쉽고, 흥미를 느낄 수 있도록 개발하였습니다.

7. 각 활동지는 단계별로 난이도를 조금씩 높였습니다.

8. 학습자의 수준을 고려하여 개발하였습니다.

9. 학습자의 특성을 고려하여 글씨는 최대한 크게 개발하였습니다.

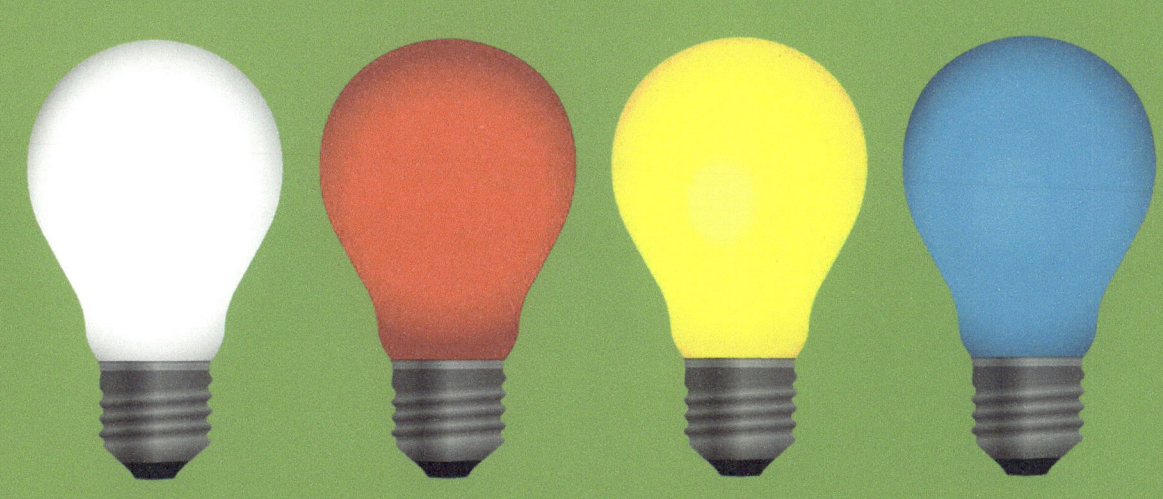

인지 기능

1. **기억력** : 정보를 부호화, 저장 및 필요할 때 검색하는 정신 능력을 말합니다.

2. **지남력** : 시간과 장소, 상황이나 환경 따위를 올바로 인식하는 능력을 말합니다.

3. **시공간력** : 사물의 크기, 공간적 성격을 인지하는 능력을 말합니다.

4. **계산력** : 물건 또는 값의 크기를 비교하거나 주어진 수나 식(式)을 연산의 법칙에 따라 처리하여 수치를 구하는 능력을 말합니다.

5. **시지각력** : 시각을 통해 수용한 시각적 자극을 정확하게 인지하는 능력만이 아니라 외부환경으로부터 들어온 시각 자극을 선행경험과 연결하여 인식, 변별, 해석하는 두뇌활동을 합니다.

6. **판단력**: 사물을 올바르게 인식·평가하는 사고 능력을 말합니다.

치매예방 15계명

1. 화내거나 분노하지 않는다.
2. 스트레스를 받지 말아야 한다.
3. 매일 지속적인 유산소 운동을 한다.
4. 다른 사람들과 비교하지 말고 자신의 생활에 만족한다.
5. 식사 시에는 소금의 양을 줄여야 한다.
6. 비만, 당뇨, 고혈압과 같은 성인병을 예방해야 한다.
7. 양쪽 손발을 사용해 뇌를 고르게 발달시킨다.
8. 난청과 시력장애는 치매로 발전할 수 있으니 치료한다.
9. 책읽기나 일기쓰기를 매일해서 뇌를 자극한다.
10. 술과 흡연은 하지 않는다.
11. 모든 일에 대해서 긍정적인 사고를 갖도록 한다.
12. 적정 체중을 유지한다.
13. 우울증은 치매의 원인이므로 치료한다.
14. 조그만 즐거움에도 웃음과 기쁨을 잃지 않도록 한다.
15. 요리나 블록 쌓기를 많이 하여 손 움직임을 많이 한다.

워크북의 사용방법

1. 1회 활동 시간은 40분으로 합니다.
2. 도입 단계에서는 5분 정도 사용합니다.
3. 활동지를 작성하는 방법은 정답이 없기 때문에 부담을 갖지 말고 최대한 자신의 생각을 진실하게 적도록 지도합니다.
4. 전개단계에서는 30분 정도 시간을 배정하고, 활동지를 작성하는 요령을 알려주고, 20분 정도 활동지를 작성하도록 합니다.
5. 개인의 속도에 따라 활동지를 해결하도록 지도합니다.
6. 일주일에 2회 이상 풀도록 지도합니다.
7. 활동지는 수정이 가능하도록 연필로 작성하는 것이 좋습니다.
8. 활동지를 풀기 위해서는 먼저 푸는 방법을 충분히 설명해 주어야 합니다. 모르면 옆에서 친절하고 천천히 도와주어야 합니다.
9. 활동지를 전부 작성하게 되면 모든 학습자에게 작성한 내용과 소감을 발표하도록 합니다.
10. 활동을 마치면 5분 정도를 정리 단계에서 정리와 다음 학습을 예고합니다.
11. 색종이 접기에는 색종이를 제공해야 합니다.
12. 칠교 만들기는 칠교를 오려서 만듭니다. 이때 사용한 칠교는 재사용합니다.

판단력

두더지가 지상으로 가도록 길을 찾아보세요.

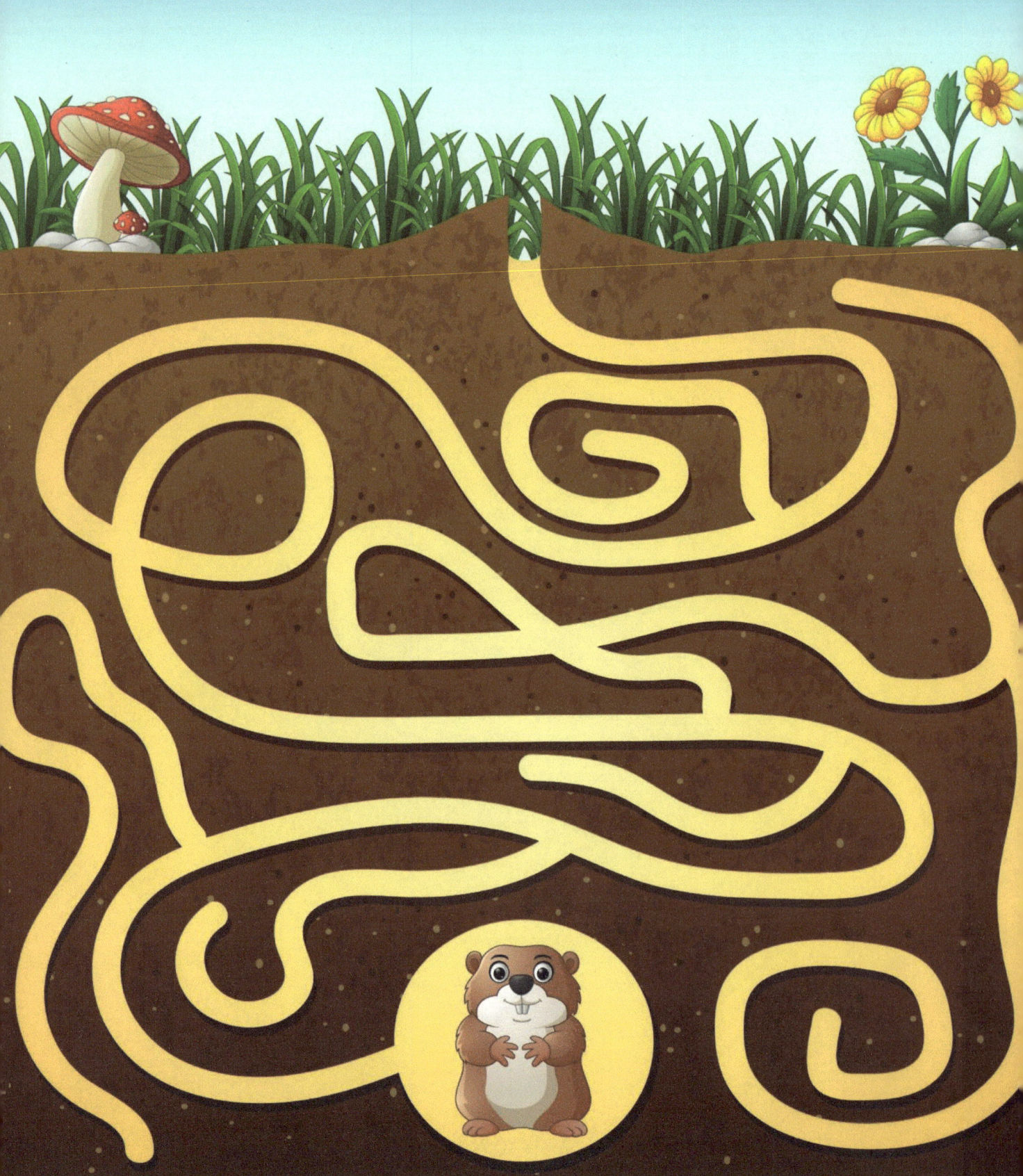

기억력

무엇을 파는지 말해보고 경험을 말해보세요.

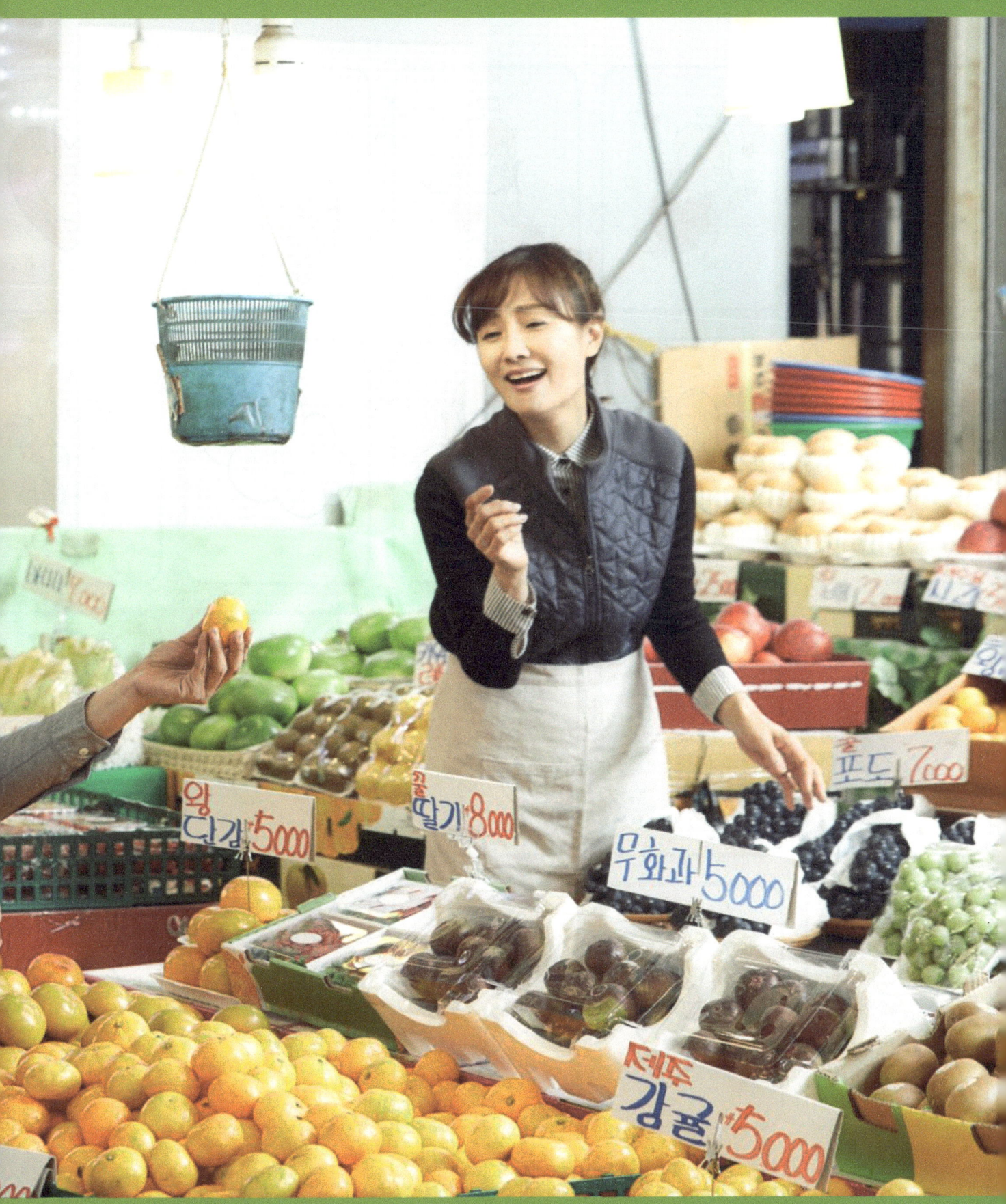

시각력

같은 그림 카드를 찾아보세요.

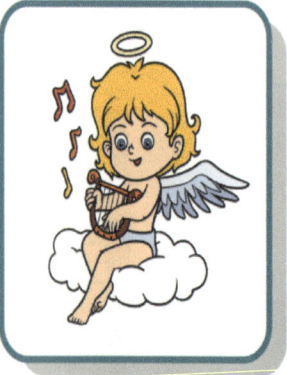 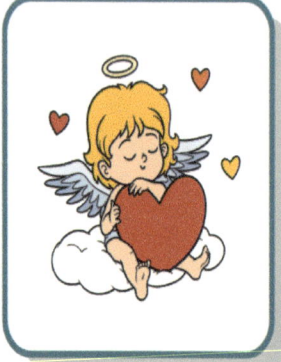 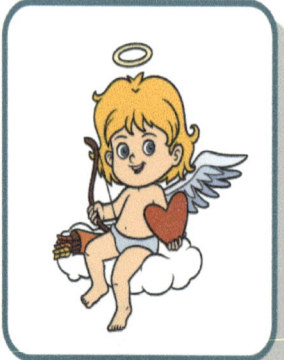 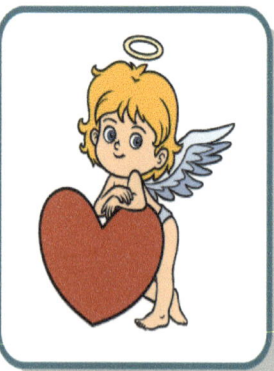 
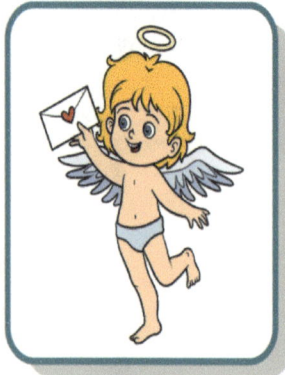  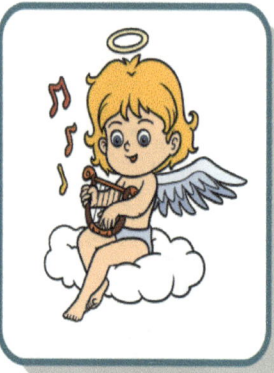  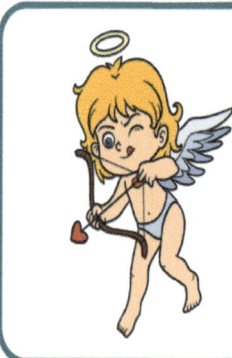
 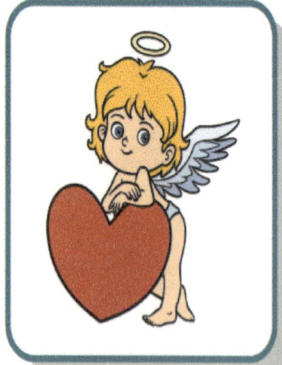 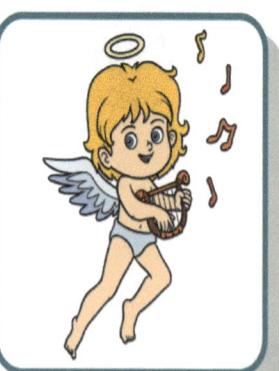 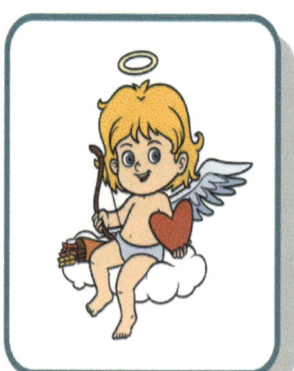 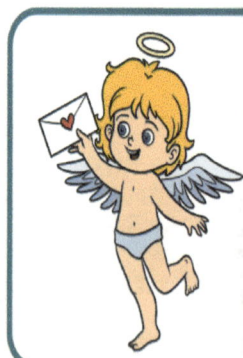
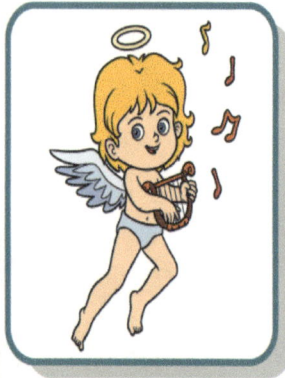  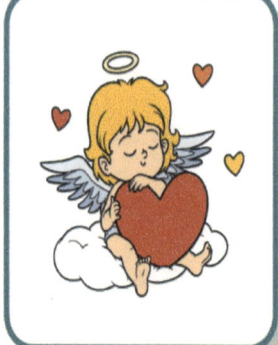 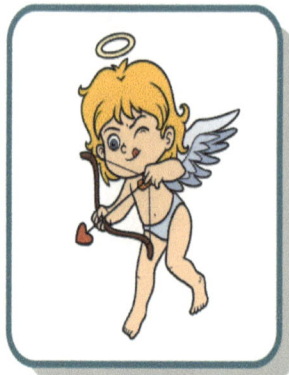 

계산력

몇 개인지 세어 보세요.

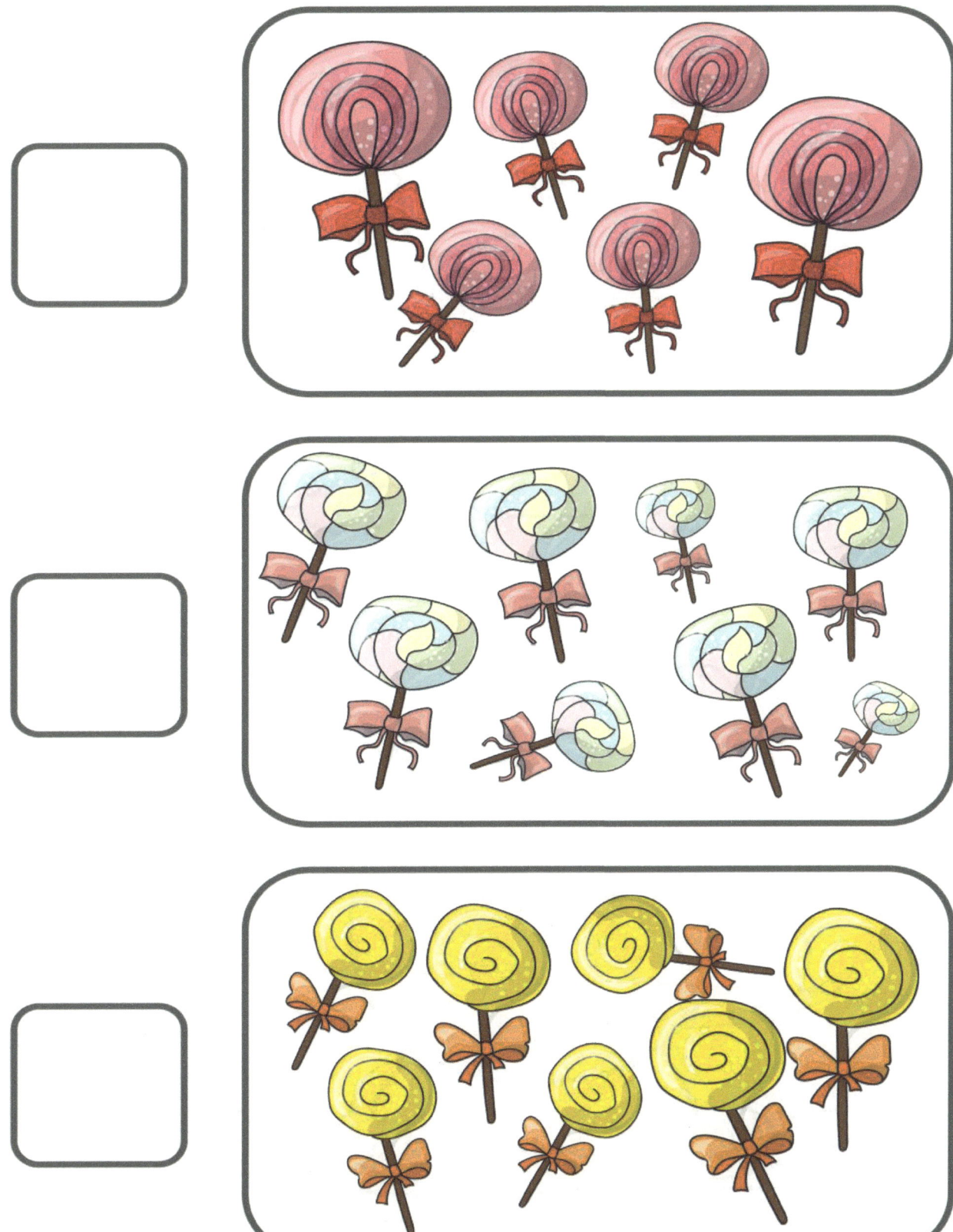

시공간력

다른 그림 5개를 찾아보세요.

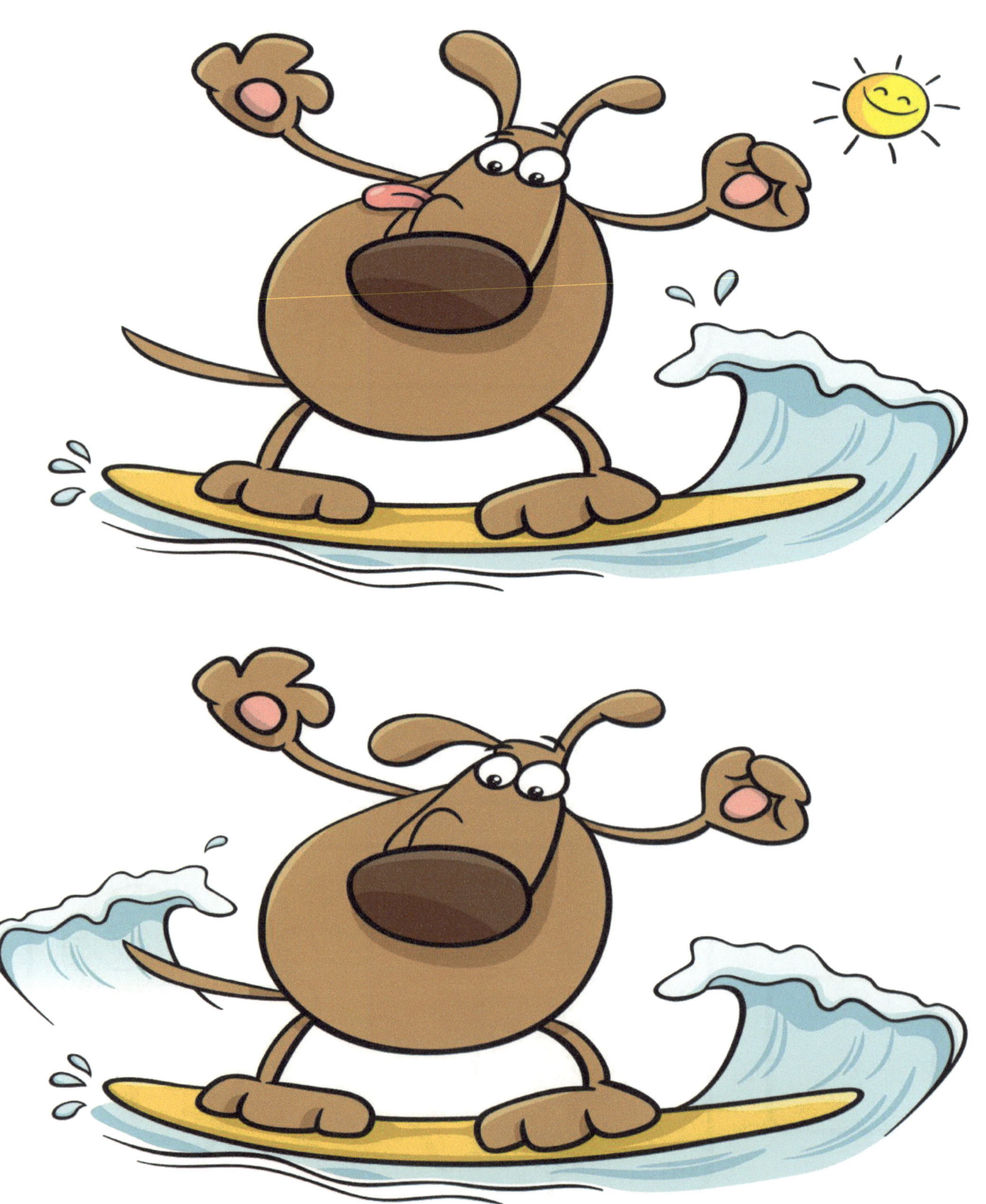

시각력

그림에 색칠해보세요.

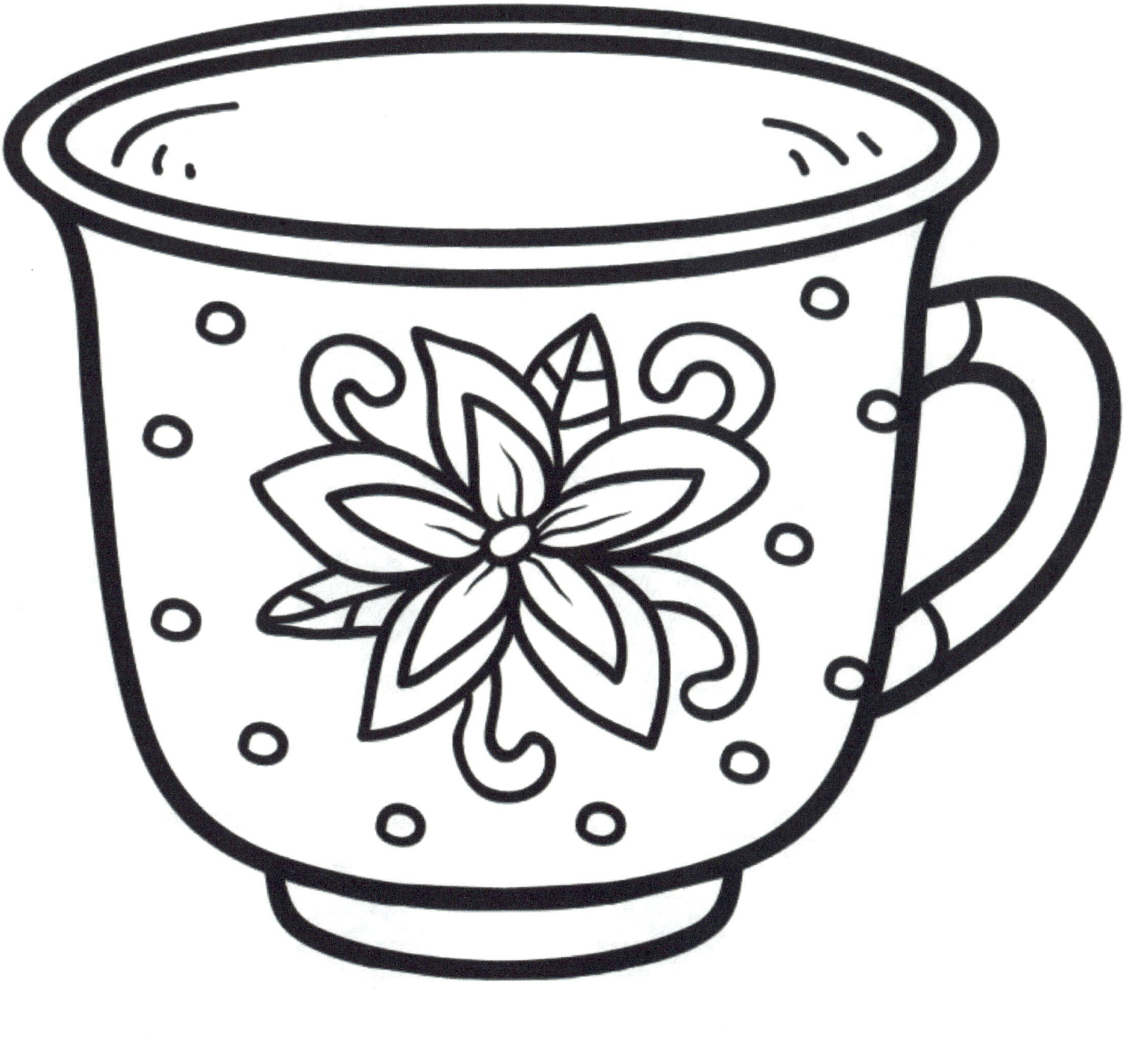

시공간력

보기와 같은 그림자를 찾아보세요.

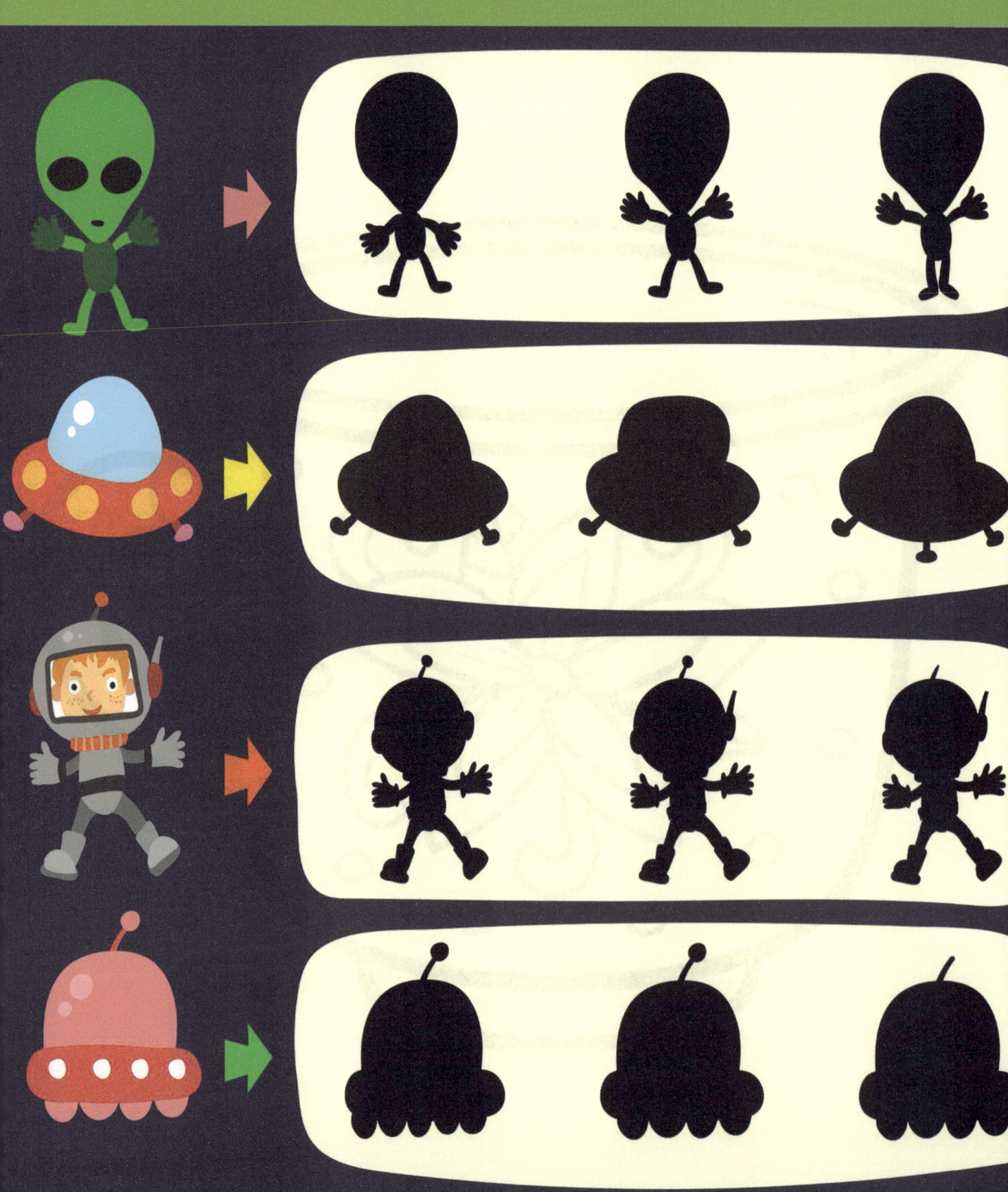

판단력

어떤 날씨인지 그리고 그 날씨에는 어떻게 해야 하는지 말해보세요.

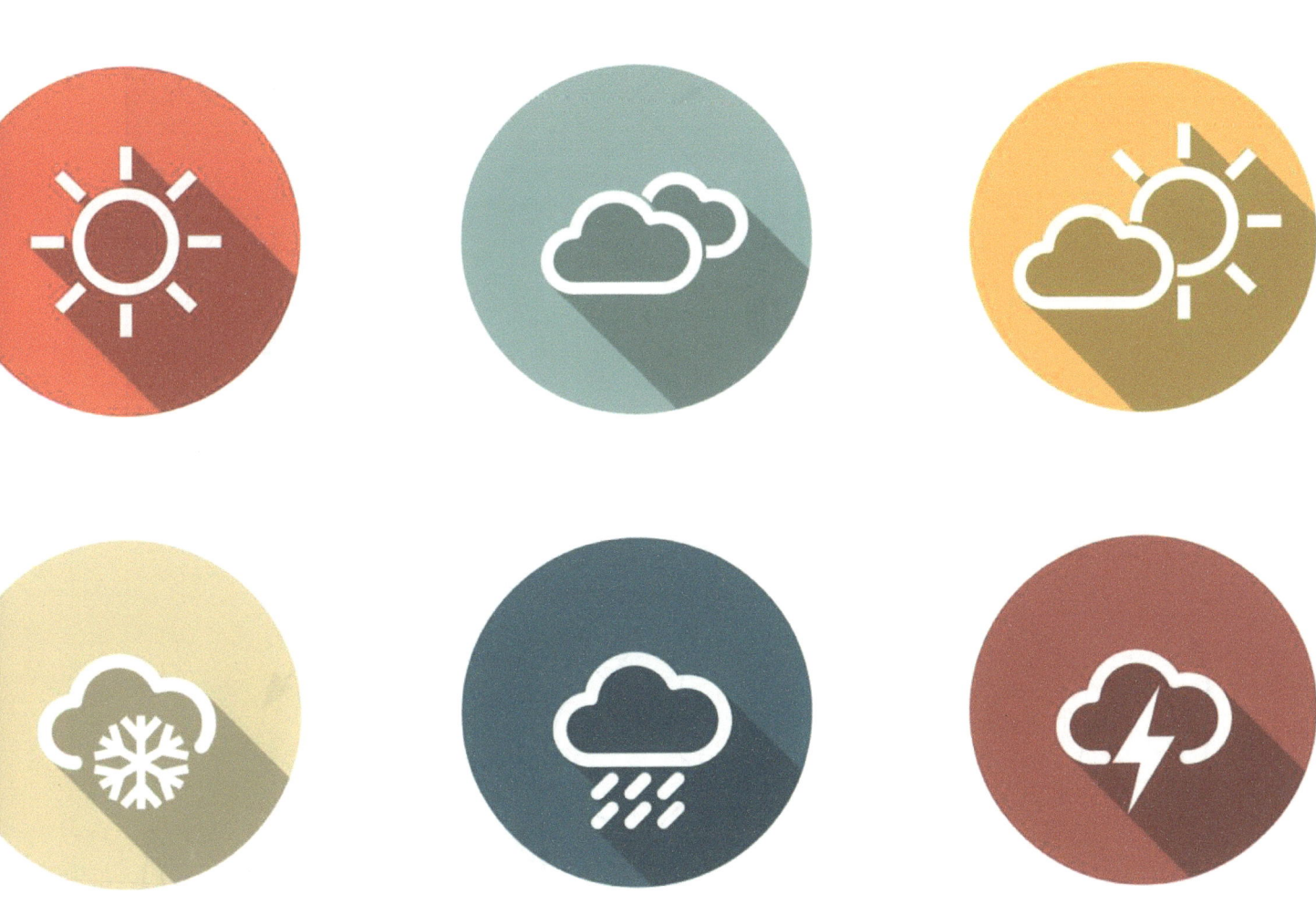

색종이 접기

옆의 색종이를 잘라서 아래와 같이 접어 보세요.

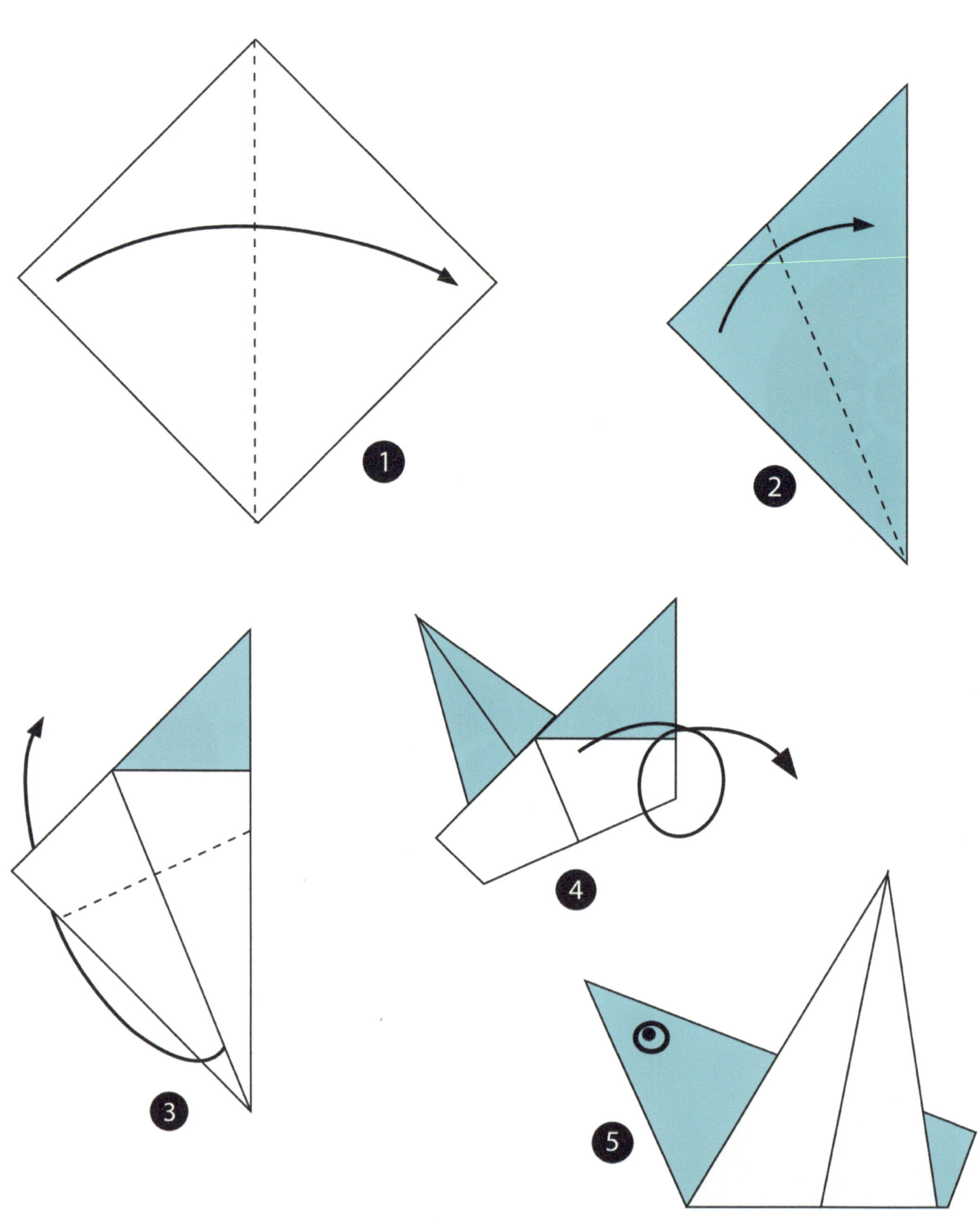

색종이

가위로 아래와 같이 잘라보세요.

가위로 아래와 같이 잘라보세요.

판단력

강아지가 먹이를 가지고 집으로 가도록 찾아가보세요.

기억력

도형의 이름을 말해보고 비슷하게 생긴 물건을 말해보세요.

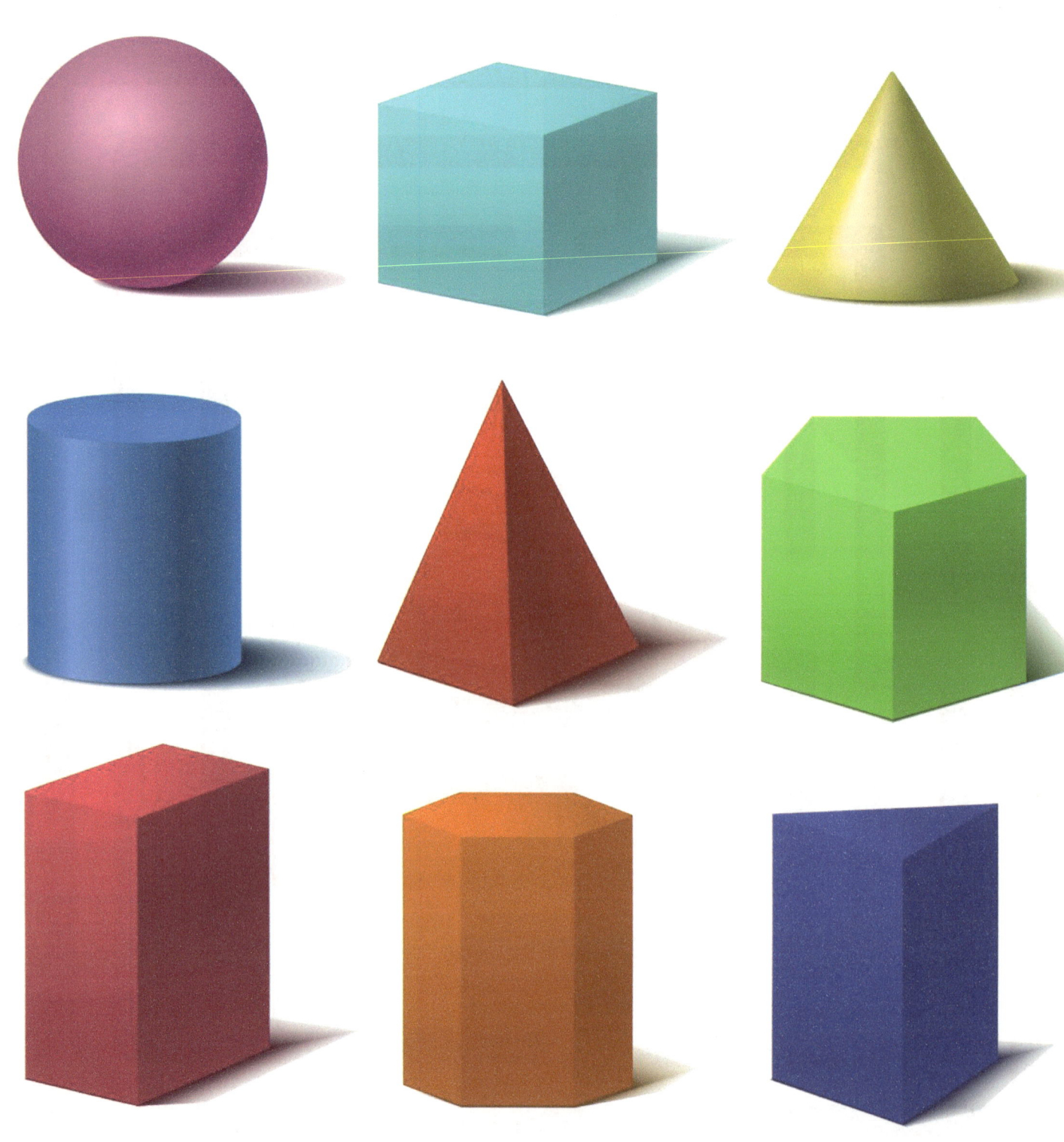

시각력

보기와 같은 도형을 아래에서 찾아보세요.

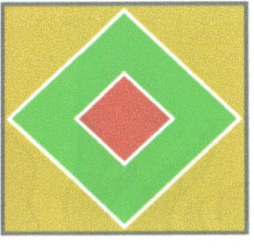 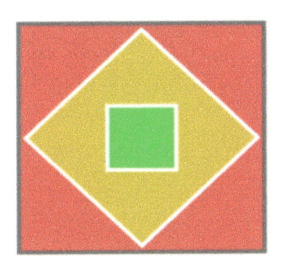 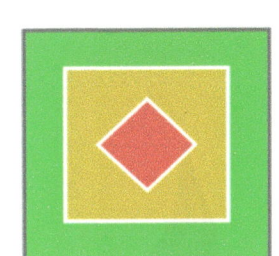 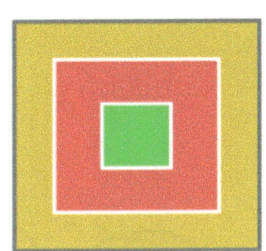

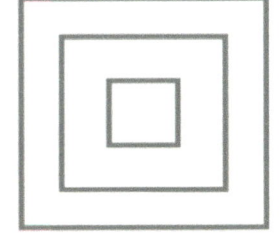 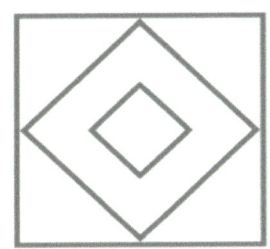 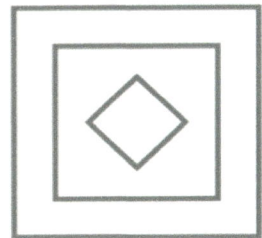 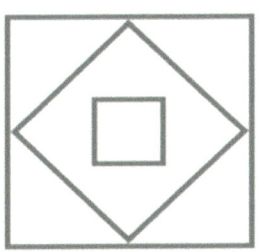

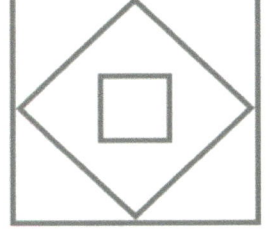 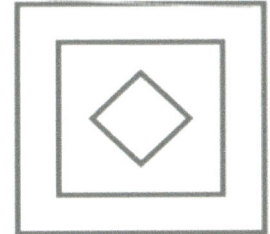 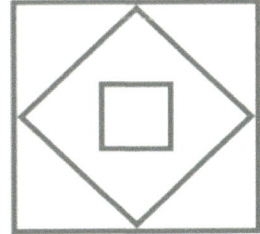 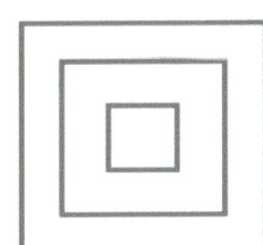

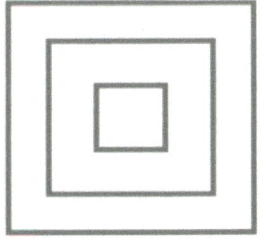 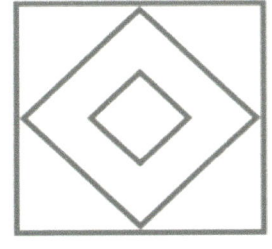 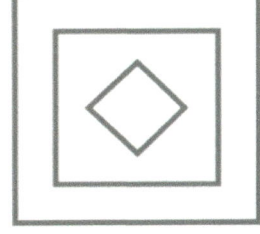 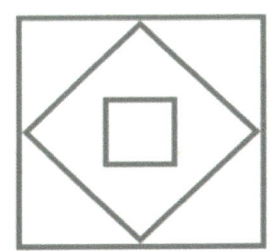

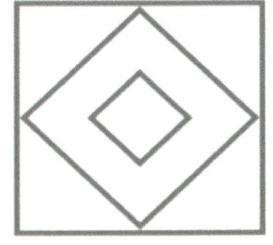 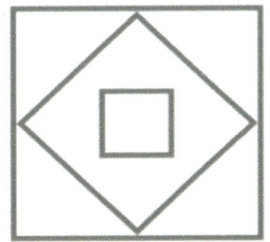 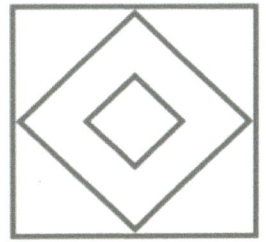 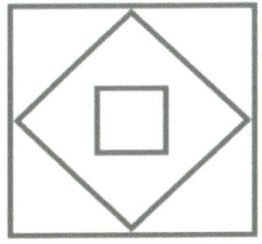

판단력

같은 색끼리 연결해보세요.

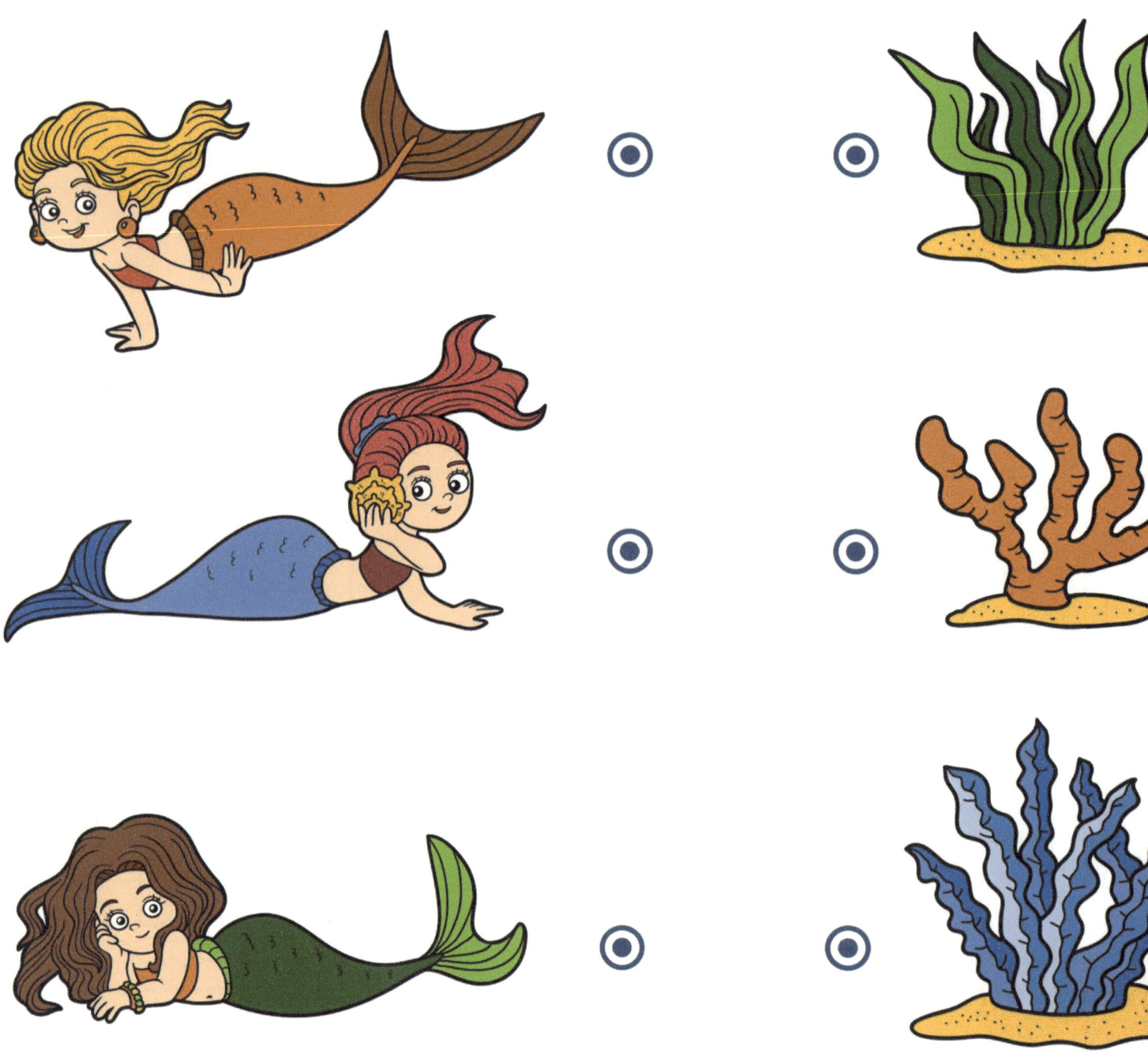

시각력

그림에 색칠해보세요.

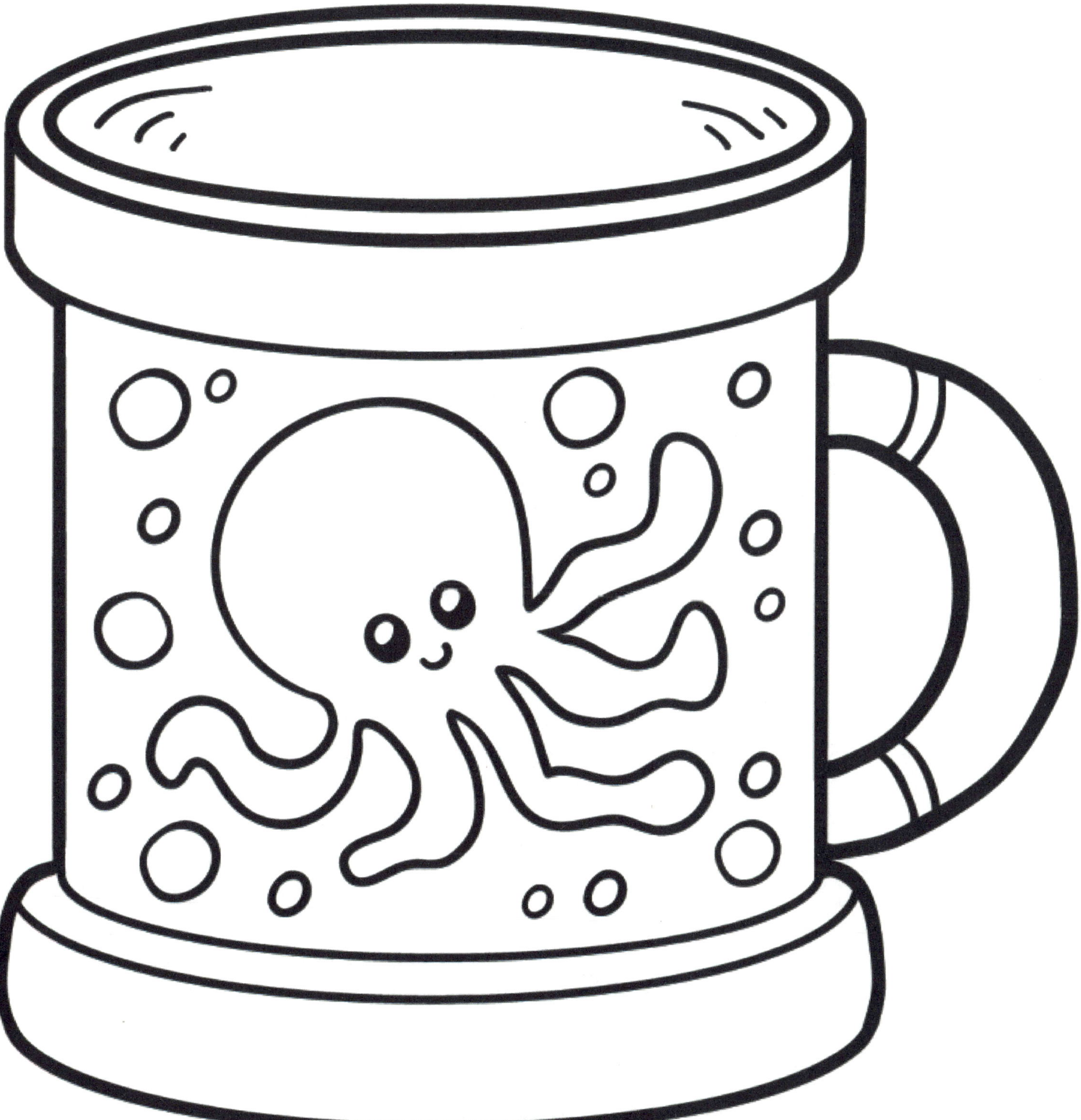

시공간력

보기의 도형이 들어가 있는 도형을 골라보세요

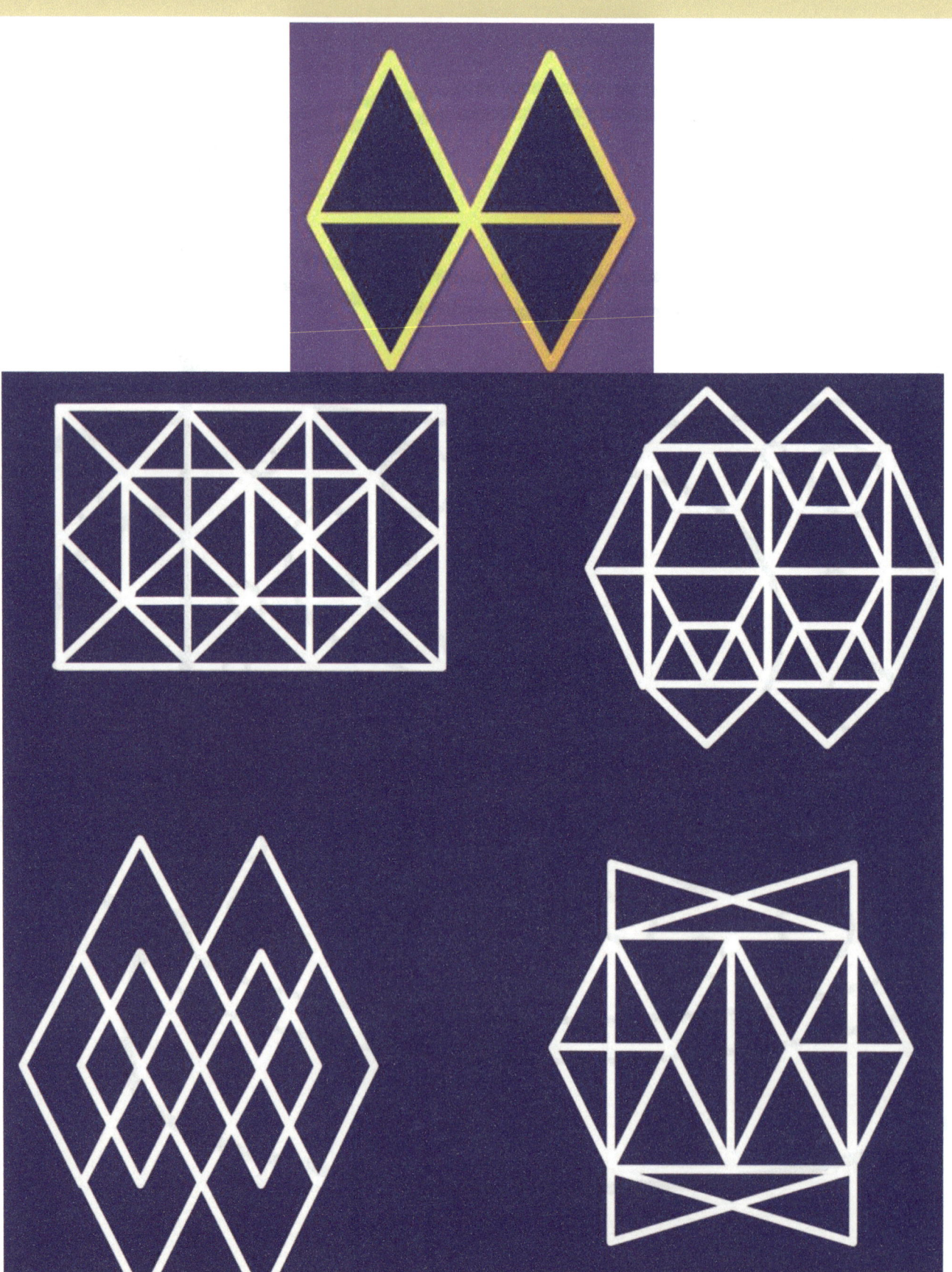

판단력

무엇을 하는 것인지 말해보세요.

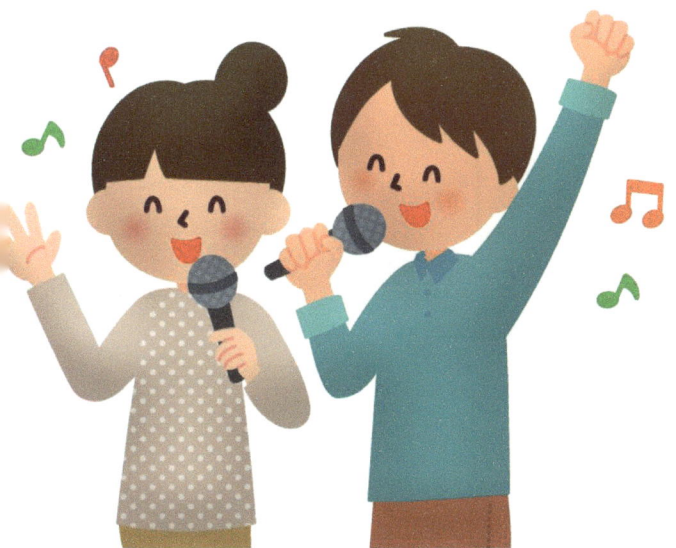
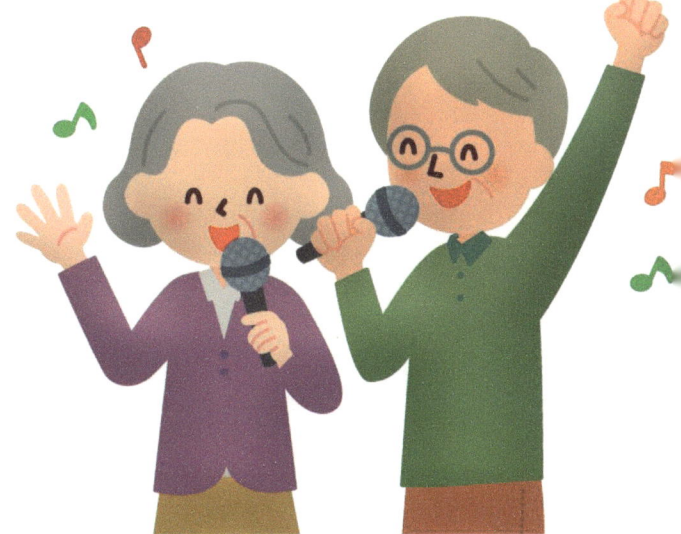
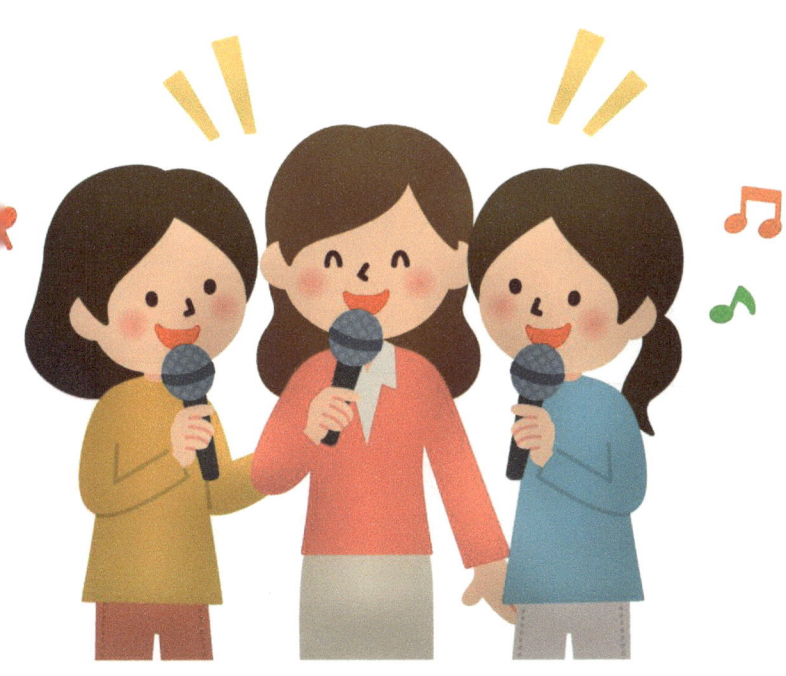
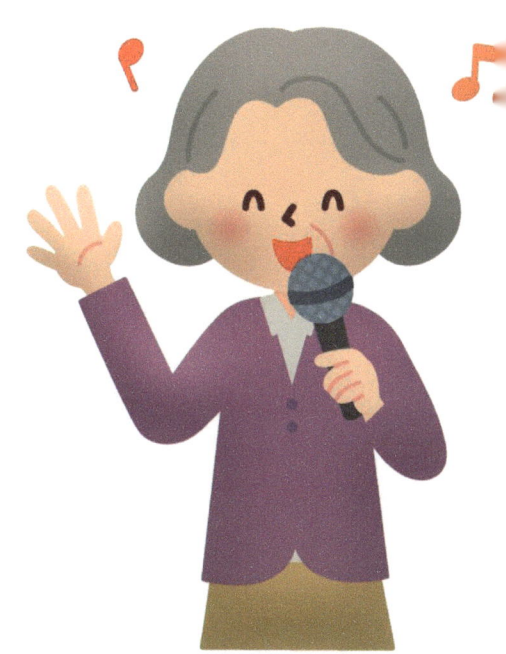

칠교 맞추기

칠교를 잘라서 아래와 같은 모양으로 만들어 보세요.

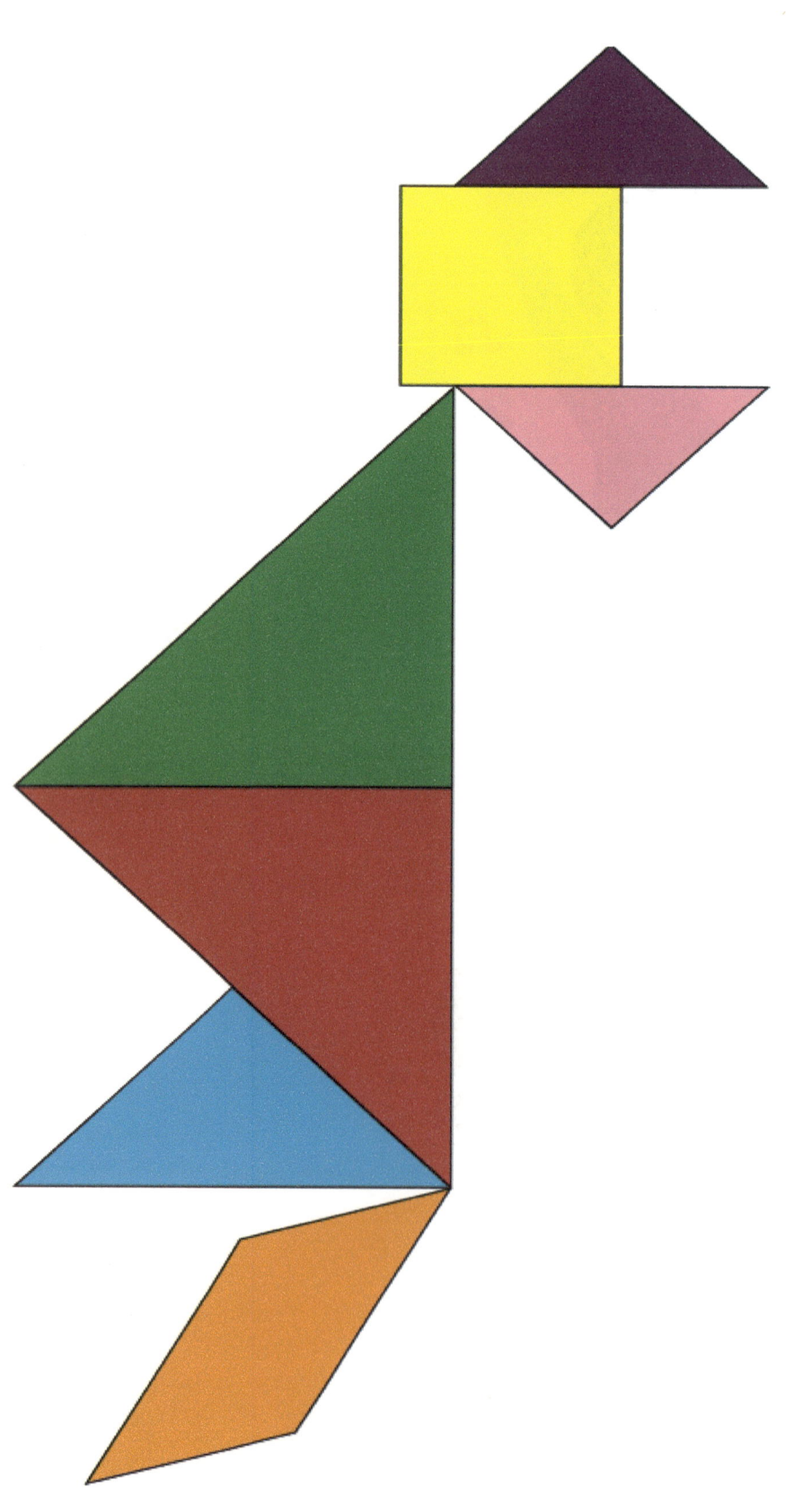

칠교

가위로 아래와 같이 잘라보세요.

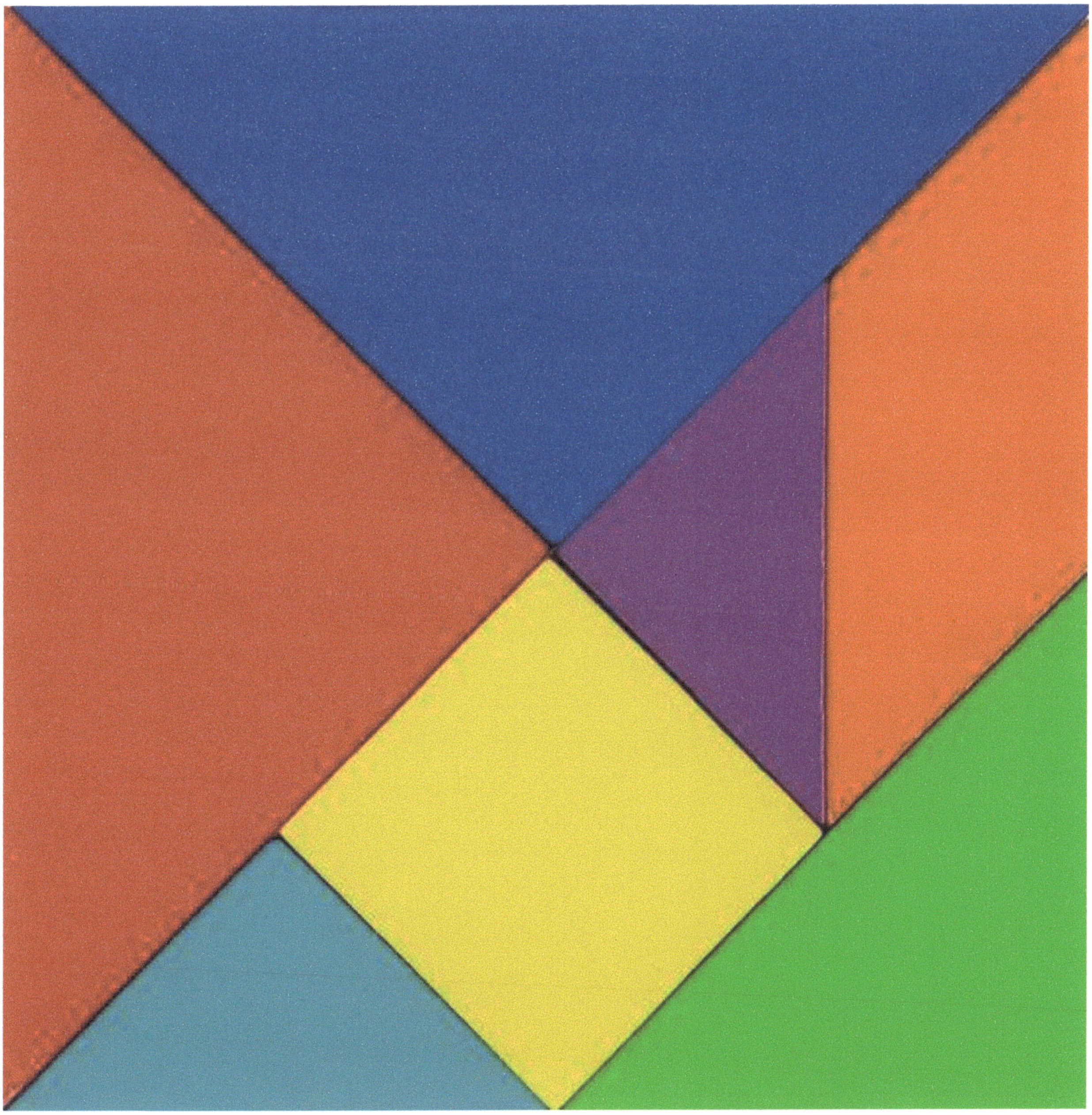